Docteur Yves MORVEZEN

Ancien Interne
des Hôpitaux de Nantes

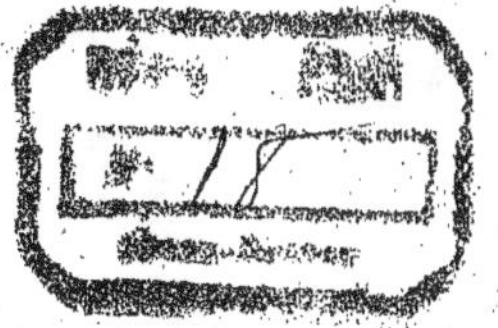

CONTRIBUTION A L'ÉTUDE

de l'influence du Pneumothorax artificiel

sur l'évolution

DE LA TUBERCULOSE PULMONAIRE

AU COURS DE LA GROSSESSE

PARIS

LIBRAIRIE LITTÉRAIRE ET MÉDICALE

Louis ARNETTE

2, RUE CASIMIR-DELAVIGNE, 2

—

1922

Docteur Yves MORVEZEN

Ancien Interne
des Hôpitaux de Nantes

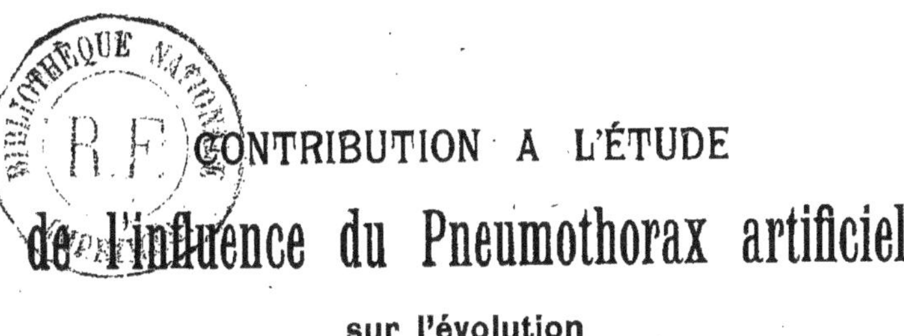

CONTRIBUTION A L'ÉTUDE

de l'influence du Pneumothorax artificiel

sur l'évolution

DE LA TUBERCULOSE PULMONAIRE

AU COURS DE LA GROSSESSE

PARIS

LIBRAIRIE LITTÉRAIRE ET MÉDICALE

Louis ARNETTE

2, RUE CASIMIR-DELAVIGNE, 2

1922

A LA MÉMOIRE DE MES GRANDS PARENTS

A LA MÉMOIRE DE MON FRÈRE

A MES PARENTS

Modeste hommage de ma profonde affection.

A MES AMIS

A Monsieur le Professeur BEZANÇON

Professeur à la Faculté de Médecine
Membre de l'Académie de Médecine
Officier de la Légion d'Honneur

Qui a bien voulu nous faire l'honneur de présider cette thèse.

A Monsieur le Professeur U. MONNIER

en témoignage de reconnaissance et d'affection.

A Messieurs les Docteurs GENDRON et MOISNARD

qui nous ont inspiré le sujet de cette thèse et guidé de leurs aimables conseils.

A mes autres Maitres de l'Ecole de Médecine
et des Hopitaux de Nantes

MM. les Professeurs :
DIANOUX,
GUILLEMET,
OLLIVE,
POISSON,
ROUXEAU,
A. MONNIER,
J. LEMEIGNEN,
E. BUREAU,
G. BUREAU,
M. BUREAU,
L. SOURDILLE,
E. JOÜON,
TEXIER,
CASTAGNARY,
GROSSE,
RIVET.

INTRODUCTION

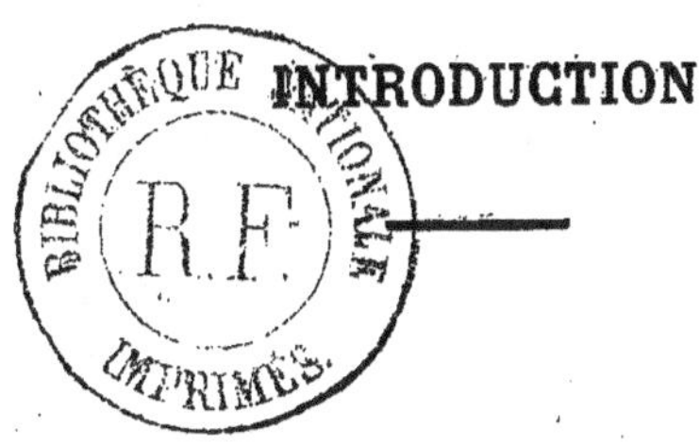

Dans une récente communication à la Société médico-chirurgicale de Nantes, MM. les Docteurs Gendron et Moisnard, professeurs, ont publié l'observation d'une de leurs malades, atteinte de tuberculose unilatérale grave, traitée par le pneumothorax artificiel, et qui, plus d'un an après le début de ce traitement, étant devenue enceinte, a mené à terme sa grossesse, a accouché normalement, et a présenté des suites de couches que ne marqua aucun incident, conservant avant, comme après l'accouchement, les bénéfices de la thérapeutique compressive. Ce fait, ayant retenu notre attention, nous nous sommes proposé de rechercher s'il ne s'était pas trouvé, en d'autres cas, vérifié, et comme nous avons pu recueillir plusieurs observations du même genre, nous avons pensé qu'elles pourraient servir de matière à une thèse, et nous permettre d'établir que, lorsque les indications en sont bien pesées, le pneumothorax artificiel chez les tuberculeuses, fait que celles-ci, lorsqu'elles deviennent enceintes, mènent à terme leur grossesse, donnent naissance à des enfants doués d'une vitalité normale et échappent, en une certaine mesure, à l'influence si fâcheuse que la gravidité ou le post-partum exercent si souvent sur la tuberculose pulmonaire.

Auparavant, nous ne saurions trop remercier MM. Gendron et Moisnard, de l'amabilité avec laquelle ils ont mis à notre disposition tous leurs renseignements et leurs conseils. De même sommes-nous reconnaissant à M. le Docteur Hervé, directeur du Sanatorium de Lamotte-Beuvron, à M. le Docteur Dumarest, médecin en chef des sanatoriums d'Hauteville, pour leur bienveillance et leur empressement à nous faire parvenir les précieux documents que l'on trouvera dans ce travail, à M. le docteur Rist, médecin des Hôpitaux de Paris pour la belle observation qu'il a publiée lui-même à la Société médico-chirurgicale des Hôpitaux de Paris, et qu'il nous a gracieusement autorisé à reproduire dans ces pages.

GROSSESSE ET TUBERCULOSE

Il importe avant de relater nos observations cliniques, et pour avoir une base d'interprétation, de savoir à quoi s'en tenir au point de vue de l'influence que ces deux états, l'un physiologique, l'autre pathologique, peuvent avoir l'un sur l'autre. C'est là une question qui de tous temps a préoccupé médecins et accoucheurs, et son importance pratique justifie amplement tout cet intérêt qu'elle suscite.

Pour la clarté de l'étude, nous verrons d'abord dans un aperçu d'ensemble, quelle influence la tuberculose peut exercer sur la grossesse, puis nous étudierons l'action qu'à son tour la grossesse ou les suites de couches peuvent avoir sur la tuberculose.

I) Influence de la tuberculose sur la grossesse.

Il n'est d'aucun intérêt pour le sujet qui nous occupe de savoir si la tuberculose diminue l'aptitude à la fécondation, l'essentiel étant de connaître si sa répercussion sur l'état de gestation est fâcheuse, et si l'enfant, à sa naissance, ou dans son avenir, paie sa rançon à la terrible affection dont est ou était atteinte sa mère.

Tout d'abord les femmes tuberculeuses accouchent-elles prématurément ou à terme? Si l'on en croit certaines expériences qu'ils firent sur l'animal, on arrive avec Landouzy et Lœderich à la conclusion que toutes les femelles tuberculisées mettent bas à terme. Tel est aussi l'avis de Pinard. Mais les faits cliniques ne donnent pas toujours raison à cette affirmation, et les cas ne sont pas rares où l'on puisse observer des tuberculeuses qui accouchent prématurément. Ces femmes, il faut le dire, présentent alors en général une forme de tuberculose grave. Il est permis, à ce sujet, de citer l'opinion émise par Sergent, dans la Presse médicale du 5 juillet 1913, à savoir que souvent, assurément, la grossesse, chez les tuberculeuses est menée à terme, mais que « cependant, lorsque la tuberculose est arrivée déjà à une période avancée, il n'est pas rare de voir la grossesse interrompue par l'accouchement prématuré ». Il fait suivre cette conclusion d'une observation personnelle, à titre d'exemple ; bien des médecins possèdent à leur actif des observations semblables.

Si la tuberculose grave est un facteur d'accouchement prématuré, dans les cas où elle aura exercé cette influence fâcheuse, l'enfant naîtra donc comme tous les prématurés, débile, doué d'une vitalité moindre. C'est déjà une conséquence fâcheuse.

Mais même dans les cas où l'enfant naît à terme,

la tuberculose de la mère ne retentit-elle pas sur son état général ? La question s'est agitée, de savoir si cet enfant naît tuberculeux ou prédisposé, comme on l'a dit « tuberculisable ». En d'autres termes, le placenta constitue-t-il un filtre parfait, mettant l'enfant à l'abri de l'infection maternelle ?

Différents auteurs, nient l'étanchéité de ce filtre à l'égard du bacille de Koch ou de ses toxines ; Armani, Sabouraud, Londe, Schmorl, Birsh-Hirschfeld, Bar et Rénon sont de ce nombre et ont apporté à l'appui de leurs dires des faits probants.

Les expériences de Landouzy et de Martin semblent corroborer cette idée ; ayant inoculé des cobayes gravides, ils ont pu, dans certains cas, trouver dans les organes des produits, et dans la veine ombilicale des bacilles de Koch.

Voron, de Lyon, établit dans ses statistiques portant sur six années, que 68 p. 100 des enfants de tuberculeuses qu'il observa étaient morts au bout de ces années. Planchu et Gardère, de Lyon, arrivent à des conclusions analogues, et Sergent a dit dans un article qu'il faut admettre la possibilité de l'hérédo-contagion.

Il est vrai que toutes les recherches effectuées dans ce sens, n'ont pas donné les mêmes résultats. Vignal, par exemple, qui, pendant plusieurs années, examina, au laboratoire Tarnier les placentas et organes de fœtus nés de mères tuberculeuses, ne put jamais y mettre en évidence de lésions bacillaires, ni, par l'injection des viscères de ces fœtus, faire contracter aux animaux la tuberculose. Straus, Hutinel, conclurent négativement eux aussi, d'expériences de même nature.

Nous n'avons pas la possibilité, ici, de rapporter toutes les expériences qui ont été tentées sur ce sujet.

A l'heure actuelle, toutefois, de l'ensemble des faits cliniques et expérimentaux que l'on a observés, semble se dégager la conclusion que dans la majorité des cas, l'enfant naît indemne de tuberculose, et que l'hérédo-contagion, si elle reste parfois vérifiée, n'est que l'exception.

Mais dans un ordre d'idées plus général, il est logique d'admettre, que même s'il échappe à l'hérédo-contagion, l'enfant des tuberculeuses, du fait de l'intoxication bacillaire, de l'état général de la mère, qui même dans les cas les plus favorables ne saurait être aussi bon que celui d'une femme saine, souffre de la misère physiologique maternelle et naît avec des aptitudes à la vie, moindres et partant, avec une résistance moindre à toutes les maladies. L'hérédité de terrain d'une part, une puissance de vitalité diminuée : c'est assez pour expliquer l'avenir peu brillant auquel sont voués les pauvres enfants des tuberculeuses avérées.

II) Influence de la grossesse sur la tuberculose.

La question est encore et surtout ici d'importance, et aujourd'hui, comme autrefois, elle continue d'être débattue. Sans remonter jusqu'à Hippocrate, à l'âge duquel elle fut déjà soulevée, on peut dire que l'opinion la plus généralement admise autrefois, était que la grossesse exerce sur la tuberculose une influence heureuse. C'est la pensée qui domine encore jusque vers le milieu du XIXe siècle. Des auteurs comme Lassègue citent des observations de femmes dont la tuberculose s'est améliorée du fait de la gravidité.

Dans ses « Observations sur les maladies épidémiques » Sims, d'Avignon affirme que de toutes ses malades phtisiques pas une seule n'eut à pâtir de l'état de gestation. D'autres auteurs, tels Duguès, Cullen, Vernicke, guidés par un optimisme outrancier, vont même jusqu'à conseiller cet état aux jeunes femmes tuberculeuses.

Cette manière de voir cesse de prévaloir jusque vers 1850, date à laquelle un revirement d'opinion se produit. On insiste alors sur l'influence pernicieuse de la grossesse, et à l'appui de cette opinion on apporte des faits cliniques. Tel Mauriceau d'abord, tel Grisolles qui à l'Académie de médecine, dresse le tableau de vingt-sept tuberculeuses dont la maladie fut aggravée par cet état physiologique. Tels encore Guéneau de Mussy, Hergott, qui, le premier, dans la Gazette des Hôpitaux, le second, dans les Annales de gynécologie (juillet 1891) relatent des cas confirmant la même assertion.

D'autres enfin, pour ne citer que Budin, Garnier, Depault, se hasardent à reconnaître dans la gravidité une des causes prépondérantes capables de favoriser l'éclosion de la tuberculose.

Cette façon de penser détermine pourtant une certaine réaction et l'on devient, avec Chambrelent plus optimiste, plus optimiste aussi avec Pinard qui affirme avoir vu des femmes tuberculeuses « chez lesquelles la guérison a paru se faire d'une façon définitive pendant la gestation. »

A vrai dire, la différence des opinions vient sans doute de la différence des aspects sous lesquels on a envisagé la question. Il est certain qu'on revient à l'heure actuelle sur la théorie trop absolue qui veut que toute femme tuberculeuse ou suspecte de tuberculose se voit interdire la maternité. Cela vient de ce que l'on établit maintenant une distinction très nette entre la tuberculose dans sa forme avérée et active, et la tuberculose dite latente. On sait notamment à ce propos la valeur qu'il faut vraiment attribuer aux signes de prétuberculose de Grancher, qui sont essentiellement les signes de ce qu'il convient d'appeler la bacillose fermée. L'expérience a grandement démontré que bien des personnes, qui présentaient les modifications respiratoires que l'on sait, (savoir : submatité à la percussion, à la palpation vibrations exagérées ou diminuées, à l'auscultation respiration diminuée ou rude, expiration prolongée etc.) n'ont jamais dans la suite manifesté de tuberculose évolutive et que les signes constatés, tenaient aux configurations anatomiques différentes du poumon droit et du poumon gauche, soit à des lésions du rhino-pharynx, comme l'a si bien mis en relief Sergent dans sa séméiologie, ou bien étaient simplement les vestiges d'anciennes lésions cicatrisées pour ne pas chercher d'autre explication.

Il est certain que si l'on considère le nombre de femmes ayant présenté ou présentant de telles modifications respiratoires, devenues enceintes et ayant accouché normalement, sans préjudice pour leur santé, pas plus que pour celle de leurs enfants, on aura tout lieu d'être optimiste.

Si, au contraire, l'on envisage les femmes qui offrent des lésions certaines (ulcéro-caséeuses par exemple), en pleine activité, et chez qui vient s'ajouter l'état gravide, la confiance en un avenir prospère pour elles, comme pour leurs enfants ne sera plus justifiée. Il est en effet, bien établi aujourd'hui, que dans de telles conditions, sinon la grossesse, du moins le post-partum, infligent à la tuberculose un coup de fouet qui en aggrave singulièrement le pronostic.

Bar et Sergent furent des premiers à considérer séparément « les formes fibreuses éteintes et les formes évolutives. »

C'est en se basant à son tour sur cette capitale distinction que Pinard lui-même, qui en la matière prêcha plutôt l'optimisme, écrit dans les « Annales de Gynécologie et d'Obstétrique (juin 1913) : « j'ai vu des femmes en état de gestation, chez lesquelles la tuberculose a évolué rapidement. »

Il est intéressant d'ailleurs de se reporter aux conclusions suivantes adoptées à ce sujet par le Congrès de Rome 1912 :

« Dans la plupart des cas, la grossesse est une cause :

a) de réveil d'une tuberculose pulmonaire latente.

b) d'aggravation d'une tuberculose pulmonaire en évolution.

Au même Congrès, l'année suivante Bar s'exprime ainsi :

« On voit des femmes en état de tuberculose latente ou peu marquée : tuberculose sèche avec quelques signes stéthoscopiques, respiration rude, expiration prolongée, devenir enceintes, et leur état au lieu de s'aggraver, paraît plutôt s'améliorer. On peut estimer la proportion de ces cas à 60 ou 70 %. Quand les femmes ont des craquements humides, des crachats avec bacilles, de la fièvre, *les chances de non aggravation sont vraiment rares*; elles n'excèdent pas 15 %.

Quand il y a des cavernes avec tendance à l'extension de la fièvre, elles tombent à 4 ou 5 %.

Enfin, quand il y a tendance à la septicémie tuberculeuse, la grossesse apparaît toujours comme une véritable catastrophe. »

Depuis ce congrès de Rome 1913, les relations entre la grossesse, l'accouchement et la tuberculose n'ont pas cessé d'être étudiées.

A l'heure actuelle on continue à faire équitablement la part des tuberculoses qui évoluent, et la part de celles qui n'évoluent pas. Comment édicter des lois absolues quand en médecine comme en d'autres

sciences ces lois comportent tant d'exceptions ! Repor-
tons-nous donc aux conclusions suivantes auxquelles,
dans un récent article de la Presse Médicale (16 novembre 1921) arrivait M. Léon Bernard : « La gestation et
l'accouchement exercent une action indéniable sur la
tuberculose, *la tuberculose manifeste étant souvent
aggravée* dès la gestation, la provocation d'une évolution tuberculeuse étant plus fréquemment consécu-
tive à l'accouchement, surtout si celui-ci est suivi
d'allaitement. Mais cette relation est loin d'être fa-
tale. Si elle est surtout à redouter lorsqu'on se trouve
en présence de tuberculoses caséeuses évolutives, il
convient à coup sûr de distinguer celles-ci des autres
formes de tuberculoses et particulièrement des tuberculoses scléreuses localisées, actives ou inactives pour
lesquelles cette influence pernicieuse est beaucoup
moins à craindre. »

D'ailleurs il n'est pas inutile d'insister sur ce fait
que beaucoup de médecins, qui, en matière de tuberculose et grossesse, enseignaient l'optimisme, très
souvent tablaient, pour établir leurs statistiques, sur
des diagnostics erronés. Il n'est pas négligeable de se
reporter à la longue documentation de M. E. Rist à ce
sujet et que l'on trouvera dans la Revue de la Tuberculose (1921). Dans cette documentation, il montre
avec netteté que si l'on a pu tant de fois parler de tuberculeuses dont la maladie ne s'était nullement aggravée du fait de la gravidité ou du post-partum, c'est
que bien souvent en effet le diagnostic de tuberculose porté au sujet de ces femmes ne reposait sur

aucun fondement rigoureusement contrôlé, que sur des signes dont la valeur était notoirement insuffisante.

De tout cela, il résulte, et cette opinion est maintenant prépondérante, que la grossesse ou les suites de couches demeurent pour la tuberculose un gros danger, surtout si cette tuberculose revêt une forme grave.

Cette conclusion qui s'appuie sur l'expérience trouve son complément d'explication dans des données logiques, qui montrent que la gravidité place, sans contredit, l'organisme dans un état de déficience manifeste. Elle impose à celui-ci une fatigue supplémentaire qui, physiologiquement, sans répercussion fâcheuse sur un terrain sain, exercera une action néfaste sur un terrain morbide doué de moins de résistance.

Elle est en outre, comme chacun sait, un facteur de déminéralisation : un organisme qui subvient aux besoins de deux êtres dépense plus que celui qui subvient aux siens propres exclusivement. Or cette déminéralisation est un précieux adjuvant de la tuberculose. Et Ferrier n'a-t-il pas tenté d'y remédier en prescrivant les sels de chaux ?

Il résulte d'autre part des études de P. Nobécourt et J. Paraf « que la grossesse et surtout l'accouchement déterminent un état d'anergie tuberculinique analogue à celui qu'entraînent certaines maladies infectieuses, en particulier la rougeole et la grippe. »

« Les recherches de nombreux auteurs (von Pirquet, Rolly, Ræpke, Wolf Eisner, Léon Bernard et

L. Baron, Sergent et Pruvost, Armand-Delille, etc.)
ont montré que chez les tuberculeux, la diminution
de la sensibilité à la tuberculine coïncide le plus souvent avec une diminution parallèle de l'immunité. »

Sans recourir aux autres conditions d'infériorité
qu'on a pu invoquer, et dans lesquelles la grossesse
peut placer l'organisme, il est aisé, de se rendre
compte que les données précédentes s'adjoignent aux
faits cliniques pour étayer solidement ce fait : de
l'aggravation de la tuberculose par l'état de grossesse.

PNEUMOTHORAX ARTIFICIEL ET TUBERCULOSE
PULMONAIRE

Devant cet état de choses : tuberculose pulmonaire, aggravée par la grossesse ou le post-partum, quelle conduite tenir ? Etait-on désarmé ? ou bien ne pouvait-on espérer, chez certaines tuberculeuses tout au moins, éviter l'accouchement prématuré ? Comment sauver la mère et puis l'enfant ?

Jusqu'à ces derniers temps hélas ! lorsqu'on se posait ce problème redoutable, les solutions envisagées étaient bien précaires. On parlait de méthodes palliatives, d'avortement ou d'accouchement prématuré provoqués comme si ces procédés n'apportaient pas avec eux, l'un des fâcheux résultats qu'il fallait avant tout éviter ! Il est assez décourageant en effet de considérer les effets de pareilles méthodes : si elles s'adressaient à la mère par contre, ne voyait-on pas embryons étouffés dans leur développement, fœtus morts, ou, si vivants, sans aptitudes réelles à une vie longue et supportable ?

Du côté de la mère d'ailleurs, si les pratiques abortives ont quelquefois pu parer à certaines complications graves, telles que l'asphyxie, le collapsus cardiaque immédiat, leur effet n'a le plus souvent été que passager, tandis que les risques d'infection ont toujours été gros à courir, et d'autre part il était habituel de voir la tuberculose poursuivant son cours, quand même elle ne recevait pas de ces interventions accompagnées ou suivies forcément de grandes fatigues, d'hémorragies, d'épuisement, la condition propice à son accélération ?

Une telle méthode, à part quelques ultimes indications, était par avance vouée à l'oubli. Il suffit d'ailleurs de constater l'abandon de plus en plus grand, dans lequel sinon à l'étranger, du moins en France, elle est tombée, pour se convaincre de son inefficacité et de ses dangers.

Or, avec Forlanini, en 1891, est née une méthode de traitement de la tuberculose pulmonaire unilatérale : il s'agit du pneumothorax artificiel. Nous n'en retracerons pas ici l'histoire ; bornons-nous à dire que cette méthode toute neuve qu'elle est encore, commençant toutefois à se bien caractériser dans ses indications comme dans ses effets, constitue parmi l'abondance des traitements déjà préconisés contre la tuberculose pulmonaire, l'un des meilleurs et des plus efficaces lorsque les conditions de son application ont été bien établies.

Aujourd'hui son usage est familier à bien des spécialistes, à tous les médecins de sanatoriums, pour ne pas dire à beaucoup de praticiens qui l'ont adoptée, dans leur pratique journalière.

Il va sans dire que cette thérapeutique ne s'adresse pas à tous les tuberculeux pulmonaires, que certains de ceux-ci arrivent à se guérir ou à se maintenir à l'aide des traitements ordinaires : cures d'air, repos, bonne alimentation, etc., que d'autre part le pneumothorax doit comporter en même temps que lui, du moins dans les débuts de son application, le régime habituel des tuberculeux.

On doit noter, au surplus, que quoi qu'on ait pu le pratiquer parfois chez un même malade, sur un poumon d'abord, plus tard sur l'autre, quand ceux-ci se prenaient alternativement, il n'en est pas moins vrai que l'unilatéralité des lésions, est en général une des conditions qu'il réclame, et qui en limite encore l'application. Hâtons-nous d'ajouter que dans certains cas, qui rendent cette condition moins rigoureuse, certaines lésions discrètes d'un poumon ont paru s'améliorer du fait du pneumothorax appliqué au poumon opposé. « Si nous observons alors, dit le Docteur Henry Lemoine dans sa thèse de Montpellier 1920, une amélioration du côté de la lésion discrète, nous pensons que cela tient au meilleur état général de notre malade, qui lui permet de lutter avec plus d'efficacité contre cette lésion. » Interprétation plausible d'un fait réellement constaté.

Il reste, en tous cas, que les indications du pneumothorax artificiel demeurent assez nombreuses pour qu'il trouve justification à sa bienfaisante application.

Appliqué à la tuberculose pulmonaire simple, il a donné d'excellents résultats, que n'effacent en rien quelques fâcheuses exceptions. Ces résultats se maintiendront-ils si la tuberculose se complique de grossesse ?

PNEUMOTHORAX ET GROSSESSE

On était en droit, avant toute expérience de se demander, quels que fussent déjà les excellents résultats connus du pneumothorax artificiel dans la tuberculose pulmonaire, si cette méthode qui retranche de la fonction respiratoire tout un poumon, pourrait permettre aux femmes pneumothoracisées, la gestation. Ce dernier état commande à l'organisme une activité supplémentaire. Comment dès lors envisager, dans ce cas, la suppression fonctionnelle d'un poumon. Comment ne pas craindre par avance les conséquences fâcheuses possibles d'une telle méthode ? : hématose insuffisante, dyspnée, fatigue du myocarde etc.. ?

D'autre part, si au cours des premiers mois de la grossesse, le pneumothorax pouvait raisonnablement être tenté, ou continué, ne faudrait-il pas interrompre la compression à l'approche de l'accouchement, lequel nécessite un effort musculaire intense et prolongé, c'est-à-dire au moment où précisément la tuberculose marque souvent de nouvelles poussées, où les besoins de cette compression se feraient donc sur-

tout sentir ? Telles pouvaient être aussi les questions
que logiquement auraient pu se poser, avant l'expérience clinique les partisans d'emblée de cette thérapeutique.

Au reste pourquoi faire courir aux tuberculeuses
dont l'état de santé bénéficiait du pneumothorax, le
danger de perdre ces bénéfices en leur permettant la
grossesse ? Savait-on si le pneumothorax, qui enraye
l'évolution de la tuberculose, aurait raison de celle-ci,
pendant la grossesse et après l'accouchement, la
femme se trouvant dans un état d'infériorité de résistance manisfeste ?

Autant de raisons qui sans doute ont empêché jusqu'ici médecins et accoucheurs de conseiller aux femmes soumises à la thérapeutique compressive, même
depuis un long temps, l'état de gestation. Ce sont
elles aussi qui expliquent la rareté actuelle des observations de gravidité chez les pneumothoracisées,
les femmes tuberculeuses dont nous allons exposer le
cas, étant devenues enceintes par imprudence ou pour
s'êtres crues guéries.

OBSERVATIONS

———

Obs. — I. (*D*ʳˢ *Gendron et Moisnard.*) Mme M... 26 ans.

Antécédents héréditaires. Néant.

Antécédents personnels. En avril 1914 (17 ans) rhume qui la fait tousser et cracher pendant un mois.

Juin 1914. Elle vient consulter parce qu'elle a la voix couverte. Avec cela, elle a de la toux et crache. L'auscultation décèle une respiration diminuée, une expiration prolongée et soufflante. La radio, cependant n'appuie pas ces modifications respiratoires. A peine devine-t-on dans l'angle aortico-ventriculaire gauche quelque ombre anormale.

7 juillet 1914. Râles de bronchite dans le 1/3 supérieur du poumon gauche. Température : 37°5 le soir.

11 juillet 1914. Les râles ont disparu. Quelques crachats et un peu de toux persistent. Mais un cochon d'Inde inoculé avec les crachats est tuberculisé.

20 août 1914. On entend au sommet gauche quelques craquements.

13 novembre 1914. Respiration rude au sommet; l'état général est meilleur ; le poids est de 53 kil. 250. Cette amélioration se maintient en 1915 et 1916 et l'état général est très bon.

En mars 1917. Par suite de surmenage (5 heures de piano par jour pour le Conservatoire) nouveaux symptômes : enrouement, bronchite du poumon gauche.

Le 2 juin 1917. On trouve à l'auscultation de la moitié supérieure du poumon gauche : de gros râles, les uns à type de ronchus, les autres plus fins, des craquements, une respiration rude et saccadée.

La radio, ne montre que des sommets très clairs. Par contre, on note une opacité très nette du 1/3 moyen du poumon gauche. La malade accuse, à diverses reprises, des points de côté.

Novembre-Décembre 1917. Fièvre typhoïde avec taches rosées. Perte des cheveux. Amaigrissement de 10 kil. La malade tousse et crache de plus en plus.

11 décembre 1918. A cette date Mme M... présente une infiltration ulcéro-caséeuse de la moitié supérieure du poumon gauche, déterminant de la dyspnée d'effort, une toux fréquente et une expectoration abondante, se chiffrant quotidiennement par 25 crachats fourmillant de bacilles de Koch. La percussion dénote de la submatité, l'auscultation, de la diminution du murmure vésiculaire, et des craquements humides.

Une radiographie est faite, qui montre un état pommelé du poumon gauche, très caractéristique.

Sur le conseil du Docteur Küss, on pratique le pneumothorax artificiel le 22 février 1919. (Il est régulièrement poursuivi depuis). Au bout de quelques insufflations, le collapsus du poumon est obtenu et tous les phénomènes morbides commencent à s'amender. La toux et la dypsnée d'effort disparaissent presque totalement en quelques semaines. L'expectoration est réduite à deux crachats par jour, en quelques mois. Les forces reviennent et le poids corporel commence à s'augmenter. A la fin de 1919, l'expectoration est tarie et la guérison clinique est obtenue.

L'année 1920 est excellente pour notre malade qui peut accompagner son père, dans une station thermale des Pyrénées.

Se croyant complètement guérie, elle se marie en janvier 1921 et devient enceinte presque immédiatement.

Dès le mois de mars, notre malade recommence à expectorer deux crachats bacillifères.

En mai, elle fait une petite hémoptysie et l'on constate la présence d'un foyer tuberculeux en activité au sommet du poumon droit, jusqu'alors cliniquement indemne.

La situation devient angoissante et sur l'avis de Rist et de Küss, on continue les insufflations à basse pression, de façon à maintenir le poumon gauche en collapsus, la compression du poumon gauche devant être poursuivie aussi longtemps que le poumon droit sera suffisant pour assurer la fonction respiratoire. Dans ces conditions, la grossesse est menée à terme sans incident.

Le 21 octobre 1921, à dix-huit heures, on pratique une insufflation et le 22 octobre à deux heures du matin, le travail commence.

L'examen obstétrical au début du 9e mois, révélait un excès de liquide amniotique, intéressant à noter, — puisqu'en dehors de tout symptôme ou de présomption de syphilis — un fœtus, unique, vivant en O. I. G. T., mobile au détroit supérieur.

Accouchement. Le début du travail se fait donc le 22 octobre au matin par rupture prématurée des membranes ; l'excès de liquide amniotique révélé antérieurement au travail par le palper, est confirmé par l'écoulement d'une quantité plus que normale de ce liquide.

Les premières douleurs apparaissent à 2 heures 30. A 5 heures, par le toucher, on trouve une dilatation du col utérin de cinq francs. Les contractions se répètent toutes les 5 minutes, très efficaces, le sommet étant en O. I. G. A., et s'abaissant progressivement.

A 7 heures 30, la dilatation est complète, le sommet à un doigt du périnée. A ce moment, pour éviter à la parturiente tout effort d'expulsion, on pratique une application de forceps en O. I G. A. à l'étage inférieur de l'excavation, et sans anesthésie. On fait alors une extraction rapide d'un enfant vivant, du sexe masculin, pesant 3 kil. 250.

La délivrance est opérée par expression, trente minutes après l'accouchement. Durant le travail la parturiente n'a présenté ni dyspnée, ni troubles cardiaques ; préventivement avait été faite une injection sous-cutanée de 10 cmc. d'huile éthéro-camphrée.

La délivrance n'a été suivie d'aucune hémorragie. La rétraction utérine a été bonne. Il n'y a pas eu de phénomène de shock.

Les suites de couches ont été normales, apyrétiques, n'ayant demandé que les soins habituels, si l'on excepte les 5 cmc. d'huile camphrée qui ont été chaque jour injectés à la femme pendant la 1° semaine.

Le 5 novembre 1921, on pratique une nouvelle insufflation pleurale. Le lever est autorisé vers le 20e jour.

L'enfant a été immédiatement après sa naissance éloigné de sa mère et confié au sein d'une nourrice bien portante. Une cuti-réaction à la tuberculine pratiquée sur lui le jour de sa naissance, une seconde 30 jours après sont restées négatives. C'est un fait établi, aujourd'hui que dans la plupart des cas, l'enfant n'hérite pas la tuberculose par voie placentaire, mais au contraire, qu'il acquiert la maladie dès les premières semaines de la vie, contagionné par l'expecto_ ration virulente de sa mère. C'est un devoir cruel, mais impérieux pour le médecin d'exiger la séparation de la mère et de l'enfant. Dans le cas présent, les parents l'ont compris et l'on a obtenu cette séparation.

La mère peut voir son enfant, mais n'y touche pas ; elle a la joie d'assister à son développement normal.

Le 8 mars 1922, son poids était de 5 kil. 100. Il ne demande qu'à vivre ; pourvu qu'il ne soit pas exposé à la contagion de sa mère.

Il va sans dire que celle-ci n'est pas tirée d'affaire, l'état post-partum étant pour les tuberculeuses plus mauvais encore que l'état gravidique. Actuellement, elle se maintient, expectorant chaque matin un crachat bacillifère.

Le foyer de tuberculose du poumon droit, n'évolue pas. Tant qu'il reste limité et torpide, on consolide la cure du poumon gauche en le maintenant en collapsus. Si la tuberculose du poumon droit devient extensive et que l'on ne puisse plus faire fond sur ce poumon pour assurer la fonction respiratoire, on cessera de comprimer le poumon gauche pour l'aider au contraire à reprendre son expansion, en faisant des aspirations prudentes.

En résumé, notre malade atteinte de tuberculose unilatérale grave a bénéficié du traitement par le pneumothorax artificiel, de façon si évidente qu'elle s'est crue guérie, s'est mariée, et est devenue enceinte deux ans après le début du traitement. Malgré le collapsus total d'un poumon, elle a mené sa grossesse à terme, et aidée par une intervention élémentaire, a accouché d'un enfant parfaitement constitué.

A titre de renseignement, nous croyons utile de donner à la suite de cette observation, le détail des insufflations reçues par Mme M..., depuis la date approximative du commencement de sa grossesse, jusqu'après l'accouchement :

14 janvier 1921 : 53ᵉ insufflation.

> Pression intro-pleurale initiale : — 4 centimètres cubes d'eau.
> Gaz injecté : 425 centimètres cubes. Pression terminale : — 1.
> Pneumothorax net avant l'insufflation, beau après.
> Pas de bacilles de Koch dans les crachats. Poids de la malade : 45 k. 350

Le 27 janvier 1921 : 54ᵉ insufflation (par le Dʳ Mantoux).

> Gaz injecté : 400 cmc

Le 10 février 1921 : 55e insufflation.

P. I. : — 4 1/2. Gaz injecté : + 450 cmc. P. T. : — 1.
Pneumo pas très net avant, beau après   Poids : 45 kgr.

Le 21 février 1921 : 56e insufflation.

P. I. : — 2 1/2. Gaz injecté : 360 cmc. P. T. : — 2.
Quelques gros crachats verts par jour. Poids : 45 kgr. 300.

Le 8 mars 1921 : 57e insufflation.

P. I. : — 5. Gaz injecté : 450 cmc. P. T. : + 2. Poids : 45 kgr. 300.

Le 16 mars 1921 : 58e insufflation.

P. I. : — 4. Gaz injecté : 550 cmc. P, T. : — 1/2. Poids : 45 kgr.

Le 1er avril 1921 : 59e insufflation.

P. I. : — 4. Gaz injecté : 450 cmc. P. T. : 1/2.

Le 11 avril 1921 : 60e insufflation.

P. I. : — 6. Gaz injecté : 350 cmc. P. T. : — 1.

Le 20 avril 1921 : 61e insufflation.

P. T. : — 6. Gaz injecté . 475 cmc. P. T. : — 1/2.

} Poids : 45 kgr. 650.

Le 30 avril 1921 : 62e insufflation.

P. I. : — 5. Gaz injecté : 475 cmc. P. T : + 1.

Le 14 mai 1921 : 63e insufflation.

P. I. : — 4. Gaz injecté : 400 cmc.
Crachats sanglants. Poids : 44 kgr. 500.

Le 20 mai 1921 : 64e insufflation.

P. I. : — 2 1/2. Gaz injecté : 300 cmc. P. T. : — 1/2. Poids : 44 kgr. 150.
A craché du sang pendant 3 jours.

Le 31 mai 1921 : 65e insufflation.

P. I. : — 4. Gaz injecté : 320 cmc. P. T. : — 2.
Dextrocardie. Poids : 44 kgr. 350.

Le 4 juin 1921 : Visite du Docteur Rist.

Râles dans l'aisselle. A l'écran : opacité à droite.
Légère exophtalmie. Hématoéthyroïdine. Poids : 45 kgr. 600.

Le 12 juin 1921 : Visite du Dr Küss, 66e insufflation.

Continuation du pneumothorax à faibles pressions. P. T. : — 4 environ.
La malade est mise au repos complet. Poids : 45 kgr. 350.

Le 17 juin 1921 : 67ᵉ insufflation par le Dʳ Moreau.

P. I. : — 8. Gaz injecté : 225 cmc. P. T. : — 4.
Pas de dextrocardie à la radio.

Le 29 juin 1921 : 68ᵉ insufflation (Dʳ Moreau).

P. I. : — 9. Gaz injecté : 450 cmc P. T. : — 5.   Poids : 45 kgr. 550.

Le 11 juillet 1921 : 69ᵉ insufflation.

P. I. : — 10. Gaz injecté : 425 cmc. P. T. : — 5.   Poids · 45 kgr. 550.

Le 22 juillet 1921 : 70ᵉ insufflation.

P. I. : — 7. Gaz injecté : 400 cmc. P. T. : — 3,5.   Poids : 48 kgr. 400.

Le 3 août 1921 : 71ᵉ insufflation (Dʳ Gendron).

P. I. : — 5 1/2, Gaz injecté : 400 cmc. P. T. : — 3,5.   Poids : 48 k. 880.

Le 13 août 1921 : 72ᵉ insufflation.

P. I. : — 5. Gaz injecté : 400 cmc. P. T. : — 5 1/2.

Le 25 août 1921 : 73ᵉ insufflation.

P. I. ; — 5. Gaz injecté : 450 cmc. P. T. : — 4.

Le 9 septembre 1921 ; 74ᵉ insufflation.

P. I. : — 6. Gaz injecté ; 300 cmc. P. T. ; — 3.

} Poids : 49 kgr. 650.

Le 23 septembre 1921 : 75ᵉ insufflation.

P. I. : — 5. Gaz injecté ; 300 cmc. P. T. : — 3 1/2.

Le 7 octobre 1921 : 76ᵉ insufflation.

P. I. : — 5 1/2. Gaz injecté : 400 cmc. P. T. : — 4.   Poids ; 54 kgr.
Mieux sensible au poumon droit. Tension au Vaquez ; max. 10, min. 7.

Le 21 octobre 1921 : 77ᵉ insufflation.

P. I : — 7. Gaz injecté : 500 cmc. P. T. : — 5.

Le 22 octobre : à deux heures du matin : début du travail.
Le même jour : naissance d'un enfant bien constitué.

Le 5 novembre : on continue les insufflations : elles sont reprises régulièrement depuis.

Nous venons d'apprendre (30 mars 1922) que la mère se porte d'une façon satisfaisante, que l'enfant pèse 5 kgr. 900, et qu'une nouvelle cuti-réaction

pratiquée sur lui ces jours derniers est demeurée
négative.

Obs. II. — (Dʳ E. Rist, parue dans le *Bulletin et mémoire
de la Société médicale des Hôpitaux de Paris*, du 3 décembre 1920). Mme Marie M... est venue nous consulter pour la
première fois au Dispensaire Léon Bourgeois le 8 juillet 1919.
Elle avait alors 24 ans et travaillait aux usines Renault, en
l'absence de son mari, encore mobilisé. Elle avait un enfant
né en 1914, porteur d'une adénopathie trachéo-bronchique,
de nature vraisemblablement tuberculeuse et d'un placard
typique de lichen scrofulorosum dans la région scapulaire
gauche. Elle avait été elle-même parfaitement bien portante
jusqu'en avril 1919, supportant sans fatigue un travail dur
de neuf heures et demie par jour. Au début d'avril, elle a
commencé à tousser et ne s'en est pas préoccupée. Vers le
10 juin, elle éprouve une douleur vive au niveau de l'omo-
plate gauche et consulte un médecin qui parle d'abord de
bronchite, puis, une hémoptysie d'un verre et demi environ,
étant survenue le 17 juin, de congestion. A partir de ce moment, elle commence à avoir des sensations fébriles, elle est
de plus en plus fatiguée, constate un amaigrissement pro-
gressif, et lorsqu'elle se présente à nous le 8 juillet, nous la
trouvons atteinte d'une condensation massive du lobe supérieur gauche avec matité, perte du murmure vésiculaire,
souffle cavitaire au-dessus de la clavicule, et gargouillements.
L'écran radioscopique montrait que le lobe inférieur gauche,
bien que moins condensé que le supérieur, avait nettement
perdu de sa transparence, qu'il y avait sous la clavicule
gauche cet aspect en mie de pain qui indique l'existence de
petites cavités nombreuses ou d'une grande cavité multilo-
culaire, et que le poumon droit était apparemment normal.

Nous proposâmes à la malade d'entrer à l'hôpital ce
qu'elle fit le 16 juillet. Très amaigrie, elle pesait, le jour de
son entrée, 41 kilogr. Elle était pâle, un peu cyanotique, ta-

chypnéique. Son pouls était rapide, sa pression artérielle abaissée (10-6 par la méthode auscultatoire) ; son 2e bruit pulmonaire accentué. Sa température oscillait entre 38° et 39° avec des ascensions occasionnelles à 40°. Elle avait une toux fréquente, fatigante, parfois même émétisante. Ses expectorations contenaient des bacilles tuberculeux en abondance.

Il avait suffi de trois mois et demi pour faire passer cette jeune femme, d'un état de santé parfait à la phtisie évolutive subaiguë avec une condensation lobaire creusée d'une cavité. Ces formes à début brusque et à extension d'emblée massive s'apparentant à la pneumonie-caséeuse, sont, à notre avis beaucoup plus fréquentes qu'on n'a coutume de l'enseigner. La question la plus importante concernant cette malade était celle de l'unilatéralité des lésions. Un cliché radiographique a confirmé la densité et l'étendue de la tuberculose du poumon gauche. Il a montré aussi que, dans l'hémithorax droit, indemne en apparence à l'examen stéthacoustique et à l'écran radioscopique, il existait de multiples ombres très fines, granuleuses, disséminées surtout dans le lobe supérieur, et ayant, en certains endroits une densité presque calcaire.

Malgré ces constatations, malgré une cuti-réaction assez faiblement positive, nous avons pensé que cette jeune femme était à peu près sûrement condamnée, que nous avions le droit d'escompter la probabilité de lésions non évolutives du côté symétrique, et, le 14 août, nous lui avons fait un pneumothorax artificiel gauche.

D'abord partiel, le décollement du poumon était complet au bout de quinze jours. Après un mois de traitement, la fièvre avait disparu pour ne plus revenir, l'expectoration s'était considérablement raréfiée. Le 9 octobre, la malade, très améliorée, sortait de l'hôpital pour rejoindre son mari démobilisé. Elle est revenue depuis se faire insuffler régulièrement au dispensaire. Sa cure de compression a été, comme

il arrive souvent, traversée de quelques accidents ; elle a
fait, en particulier, dans la cavité de son pneumothorax,
un épanchement qu'il a fallu évacuer, mais qui n'a pas
encore complètement disparu. Le liquide, puriforme, con-
tient des bacilles tuberculeux en abondance, Malgré cela,
il y a lieu de penser que la cicatrisation de ses lésions pulmonaires s'est poursuivie régulièrement. Il y a maintenant
plusieurs mois qu'il n'a pas été possible de faire un examen
d'expectoration, pour la bonne raison que la malade ne
tousse ni ne crache jamais.

Le 13 avril 1920, Mme Marie M.,. est venue nous trouver
au dispensaire, assez alarmée parce qu'elle était enceinte de
trois mois ; nous lui proposâmes d'entrer à l'hôpital afin de
l'observer de plus près avant de prendre une décision ; elle
s'y refusa absolument. Instruit par quelques expériences
antérieures, et considérant que, étant donné l'état général
excellent, de la malade, nous lui porterions probablement
un préjudice peut-être grave en provoquant un avortement,
nous nous décidâmes avec son consentement, à laisser évoluer sa grossesse. La cuti-réaction qui avait été faiblement
positive lors de l'établissement de son pneumothorax, était
devenue très nettement positive au mois d'avril 1920. Il y
avait donc lieu de penser que sa résistance spécifique s'était
consolidée sous l'influence du traitement. Nous fîmes de
notre mieux pour faciliter les choses à la malade pendant
sa grossesse : son enfant de six ans qui la fatiguait beaucoup, fut placé par nos soins à la campagne. Nous la fîmes
surveiller au point de vue obstétrical par le Dr Potocki de la
Maternité, dans le service duquel elle fut admise, lorsquelle
approcha du terme. Vers la fin de juin, nous observâmes
une baisse notable de la cuti-réactivité à la tuberculine, en
même temps qu'apparaissaient au sommet droit quelques
signes d'évolution tuberculeuse : un souffle bronchique dans
la fosse sus-épineuse, quelques râles humides dans la région
hilaire ; mais cette poussée n'eut pas de suites.

Le 17 octobre, *notre malade accouchait à terme, sans aucun incident, d'un enfant sain pesant 2790 grammes.* On fit un forceps, une fois la dilatation complète, pour hâter les choses. *Les suites de couches furent normales.* Bien qu'elle n'eût qu'un poumon pour respirer, Mme Marie M... put fournir l'effort musculaire considérable que représente un accouchement. Il y a maintenant 32 jours de cela. Elle est rentrée chez elle, elle a repris sa vie normale, tout en continuant à faire entretenir son pneumothorax. Nous n'avons constaté dans ses organes respiratoires aucun signe de reviviscence de ses lésions. L'enfant dont elle prend soin elle-même, et qu'elle nourrit au biberon pèse aujourd'hui 3050 gr. il a donc largement et rapidement dépassé son poids de naissance. Sa cuti-réaction à la tuberculine essayée il y a huit jours et renouvelée avant-hier est négative.

Si l'on a présentes à l'esprit la gravité, l'étendue, la tendance évolutive des lésions tuberculeuses dont était atteinte notre malade, on est amené à conclure que c'est à la théra peutique compressive qu'elle doit d'être aujourd'hui dans un état de santé si satisfaisant, un mois après avoir mené à terme une grossesse. Il est permis d'espérer de la méthode d'autres succès analogues.

Nous croyons en tous cas, qu'une certaine proportion de tuberculeuses unilatérales gravides, sera justiciable du pneumothorax artificiel, et que l'on sera amené à user de cette thérapeuthique avec le propos délibéré de sauver l'enfant en sauvegardant la mère.

M. le Docteur Rist a eu l'amabilité de nous faire connaître (avril 1922) que « l'état de la malade, après avoir continué à s'améliorer pendant plusieurs mois, s'est aggravé de nouveau en grande partie à cause de son imprudence et du surmenage physique auquel elle se livrait. » Elle a quitté Paris l'année dernière et il n'a plus de ses nouvelles.

Obs. III (Docteur Hervé, de Lamotte-Beuvron). Mme H...,
25 ans. Entrée au sanatorium le 2 avril 1916. En traitement à
Paris depuis trois mois. Tuberculose du sommet gauche, con-
sécutive à une scarlatine contractée dans un hôpital militaire
où elle servait comme infirmière volontaire. Infiltration du
tiers supérieur avec gargouillements sous la clavicule. Température vespérale : 38°5. Bacilles de Koch dans les crachats.
A l'écran, l'hémi-thorax gauche présente un aspect nébuleux
avec pommelures du tiers supérieur et tache spélunéaire sous-
claviculaire.

Le pneumothorax est pratiqué le 10 juin 1916. L'évolution du traitement fut banale. Amélioration progressive.
Hydrothorax au cours du traitement.

La malade quitte le sanatorium en août 1918, pour épou-
ser un jeune homme lui-même tuberculeux, et lui aussi opéré
par moi du pneumothorax en mars 1916. Pendant plusieurs
mois je les ai suivis l'un et l'autre. Leurs injections furent
régulièrement continuées, par moi d'abord, par Colbert
ensuite à Cambo, et de nouveau à Lamotte-Beuvron.

En novembre 1919, cette jeune femme venait, très éplorée,
m'annoncer une grossesse commençante et me demander
quelle conduite tenir. Potocki consulté sur l'opportunité
d'une intervention libératrice, me la renvoyait. Son état que
je suivais depuis près de trois ans, me parut alors assez bon
pour que je lui donne le conseil de laisser évoluer sa grossesse. Pendant toute cette période, les injections compres-
sives furent régulièrement continuées, et trois semaines
encore avant l'accouchement, elle venait de Paris à Lamotte,
suivre son traitement. L'enfant est né ; issu d'un père et d'une
mère pneumothoracisées, il vit et se porte admirablement.

Du père je ne dirai rien si ce n'est qu'il a 1m78, pèse
80 kilogr., dirige actuellement une exploitation forestière, et
jouit d'une santé parfaite, tout en maintenant la compression
de son poumon par des injections espacées de plusieurs
mois.

Quant à la mère, qui a repris son traitement, elle se porte toujours aussi bien. A gauche, côté malade, le moignon pulmonaire est fortement rétracté le long du médiastin ; à droite, aucun signe. Ni température, ni expectoration; la guérison s'est maintenue pendant la grossesse, et six mois après l'accouchement, elle paraît aussi définitive qu'avant cet intermède.

Obs. IV (Dr Hervé). — Mademoiselle A. R..., 21 ans. Entrée au sanatorium le 21 juin 1917, où elle est envoyée par le Docteur Legendre. Infiltration du sommet droit avec caverne de la dimension d'une mandarine barrant la clavicule. Etat général assez bon. Bacilles dans les crachats. Température oscillant autour de 38° le soir. Le pneumothorax est pratiqué le 10 juillet 1917. Evolution normale. Amélioration graduelle. Mlle R... quitte le sanatorium en 1918 et se marie dans les premiers mois de 1919, sans d'ailleurs me consulter sur l'opportunité de cette décision ; son traitement est continué régulièrement. En novembre, cette jeune femme m'annonce la suppression de ses époques et me questionne sur la nécessité d'interrompre la grossesse débutante. Mon avis est identique à celui formulé précédemment. Aucun incident au cours de la grossesse.

Mademoiselle R... devenue madame P... accouche en juillet d'un enfant très bien portant, et depuis cette date, son état de santé a continué à lui donner toute satisfaction.

Madame P... a cessé son traitement. Sa santé est excellente. Elle ne présente aucun signe de tuberculisation. L'enfant dont j'ai eu des nouvelles récemment se porte également très bien.

Obs. V (Dr Hervé). — Madame B... Entrée au sanatorium le 14 avril 1913. Elle arrive de Leysin où lui avait été pratiqué le pneumothorax, quelques mois plus tôt par le Docteur Sillig. A cette date, elle était en pleine évolution d'hydro-thorax. Au cours de son séjour ici, l'amélioration suivit son cours normal et elle quitta le sanatorium en octobre 1914, très engraissée, ne toussant plus, ne crachant plus.

Les injections continuées pendant quelques mois furent bientôt abandonnées par elle. En 1919, elle vient comme les précédentes, me confier son secret. Le même conseil lui fut donné, et en juillet 1920, elle mettait au monde un enfant de belle venue qui est actuellement vivant et bien portant. Les nouvelles que je reçois de Madame B... sont aussi satisfaisantes que possible.

Obs. VI. (Dr Dumarest et Brette P.). — En septembre 1920, entrait au sanatorium de Belligneux une jeune femme de 30 ans, porteuse d'une infiltration caséeuse massive du lobe supérieur gauche, avec toux et expectoration très marquée, essoufflement, sueurs, diarrhée intermittente. Le cas paraissait grave et d'un pronostic redoutable à brève échéance. Le pneumothorax commencé le 29 septembre donna immédiatement un bon résultat fonctionnel. Au bout d'un mois, il était presque total et l'amélioration générale se dessinait. Au commencement de décembre, le poids avait passé de 55 kilos à 64, lorsque s'annoncèrent les premiers symptômes d'une grossesse remontant à 2 mois, c'est-à-dire contemporaine à peu près, du début du pneumothorax.

La malade, immédiatement très inquiète, demanda aussitôt l'avortement et prit, à cette occasion, l'avis de plusieurs médecins, au courant de son état antérieur, et qui s'en montrèrent partisans. N'ayant pour notre part aucun motif d'y souscrire, nous nous y refusâmes énergiquement et comme la malade insistait la mîmes en demeure de choisir entre la continuation de son pneumothorax et de sa cure ou l'opération qu'elle désirait. Influencée par une attitude, aussi catégorique, elle se rallia à notre manière de voir. Sa grossesse continua à évoluer sans le moindre incident. En

juin 1921, son poids s'élevait à 68 kilos, en reprise de 13 kilos sur le début du pneumothorax. Le 30 juin elle accouchait
d'un garçon de 4 kgr. 400, parfaitement bien portant. Les
suites de couches furent normales. A l'heure actuelle, la situation se maintient satisfaisante, et le pneumothorax est
entretenu.

Il est intéressant de noter que dans cette observation, il s'agit d'une femme atteinte de tuberculose unilatérale dont le pronostic était sombre, et chez qui le
pneumothorax fut créé presque en même temps que
débutait la grossesse. La plupart des observations con-
nues relatent des cas de grossesses ayant débuté chez
des femmes, qui bien avant, étaient soumises au traitement par le pneumothorax artificiel ; on eût pu
penser, que l'excellente manière dont elles supportèrent
cette grossesse, tenait aux bénéfices durables qu'elles
avaient eu le temps de retirer de la méthode compressive. Or, dans le cas présent, tout récent qu'il fut, le
pneumothorax a enrayé la marche de la tuberculose,
a permis la grossesse à terme, l'accouchement normal, les suites de couches normales. L'enfant est né,
pesant 4 kg. 400, et la mère, ayant évité le coup de
fouet du post-partum, continue à tirer de larges bénéfices de son pneumothorax

Obs. VII. (n° 41 du livre Dumarest et Murard). — Tuber-
culose-fibro-caséeuse à tendance ulcéreuse de la partie su-
péro-interne du lobe supérieur gauche. Séjour à Hauteville :
10 février 1913 au 1er février 1914.

Pneumothorax artificiel le 25 avril 1913 : collapsus complet sans complication pleurale.

Accouchement fin janvier 1918 : la grossesse et l'accouchement se passent sans incident. La malade a nourri son enfant jusqu'au 3e mois. L'enfant est bien portant.

En janvier 1919, apparition d'un foyer fibro-caséeux à la partie moyenne du poumon droit.

Le pneumothorax est entretenu actuellement tous les 2 mois, le poumon reste parfaitement collabé. Etat général bon.

Obs. VIII (n° 86 du livre Dumarest et Murard). Tuberculose fibro-caséeuse à tendance caséeuse du lobe supérieur gauche avec épiphénomènes congestifs.

Séjour à Hauteville du 26 octobre 1914 au 25 juillet 1915.

Pneumothorax artificiel le 22 janvier 1915.

Collapsus complet. Pas d'épanchement. La malade s'est mariée et a accouché sans incident en janvier 1918 d'une fillette, actuellement bien portante. En mai 1918, épanchement pleural. A la suite de l'épanchement, symphyse pleurale. Fin du pneumothorax le 4 novembre 1918.

Ultérieurement la malade a fait une poussée sur le poumon droit. Depuis a été perdue de vue.

Obs. IX. (n° 8 du livre Dumarest et Murard) (n° 2335 de Mangini). — Mme V... Tuberculose ulcéreuse localisée du lobe supérieur droit. Infiltration fibro-caséeuse discrète du sommet gauche. Laryngite. Création d'un pneumothorax thérapeutique, le 17 février 1909 :

Pneumothorax presque total avec adhérences de l'extrême sommet.

Pleurésie fébrile en juillet 1909 avec grand épanchement secondairement purulent résorbé après 18 mois.

Grossesse en 1912 : accouchement sans incident, enfant bien constitué.

Après la grossesse, évolution des lésions du poumon gauche.

Mort en avril 1913.

Obs. X (Dr Dumarest et Brette). Mlle M... Infiltration ulcéreuse de la totalité du lobe supérieur droit avec interlobite. Pneumothorax artificiel le 28 juillet 1921 : la compression est complète.

Apparition d'un épanchement le 1er septembre 1921.

Grossesse concomitante ; accouchement à la Maternité le 15 décembre d'un enfant pesant 2 k. 700 qui meurt le 23 février 1922.

L'accouchement est suivi d'une période subfébrile de 15 jours.

Puis la température redevient normale ; l'état général est bon.

La malade ne tousse ni ne crache plus.

Fin février 1922, poussée évolutive du poumon gauche.

Obs. XI. — (obs. 482 Belli) Mme L... 25 ans. Tuberculose caséeuse à évolution subaiguë du lobe supérieur gauche.

La malade qui a eu un accouchement normal le 16 janvier 1917 présente en juin 1918 des signes de tuberculisation du sommet gauche.

Elle fait un séjour d'un an au sanatorium (26 septembre 1918 au 23 sept. 1919).

Un pneumothorax artificiel gauche est commencé le 28 septembre 1918 : le pneumo est total. Pleurésie gauche en décembre.

La malade sort très améliorée, ayant pris 3 kilo.

Les bacilles de Koch ont disparu de l'expectoration.

En 1921-1922, grossesse et accouchement à terme, sans aucune influence fâcheuse sur la santé de la mère ; enfant bien portant. Actuellement le pneumothorax est continué. Guérison apparente.

Obs. XII. — (Drs Dumarest et Brette, n° 20 du livre)
M. B... 18 ans. — Infiltration fibro-caséeuse du lobe supérieur gauche. Sclérose du sommet droit. Laryngite à forme dysphagique.

— Séjour au sanatorium d'octobre 1910 à octobre 1911).

— Pneumothorax artificiel total le 29 mai 1911.

— Pleurésie purulente aiguë le 7 août 1911. Symphyse progressive secondaire. Interruption du pneumothorax en avril 1922.

L'état général se maintient depuis excellent. La malade fait une grossesse sans incident en 1920. Dans ce dernier cas la grossesse n'a pas été contemporaine du pneumothorax ; elle est survenue huit ans après.

Ce pneumo, avait permis d'obtenir une guérison assez solide pour permettre à cette jeune fille de rentrer dans la vie normale, de se marier et de mener à bien une première grossesse. La longue durée de l'intervalle, atteste la solidité de la guérison et rend ce cas particulièrement intéressant au point de vue des résultats du pneumothorax.

Le pneumothorax artificiel ne constitue pas un traitement spécifique de la tuberculose : néanmoins il a pu avoir chez quelques-unes de nos malades de bons effets durables. Il en est d'autres qui n'ont été que passagèrement améliorées, les conditions de son application chez elles s'étant trouvées sans doute moins favorables. Celles-ci ont, en effet, vu se manifester, soit au cours de leur grossesse ou après, des lésions au niveau du poumon qui jusque là paraissait à peu près sain. Vraisemblablement, la condition de l'unilatéralité des lésions était-elle dans ces cas en défaut, au moment de la création du pneumothorax, une tuberculose en puissance d'activité couvrant dans un poumon apparemment indemne.

Doit-on incriminer le pneumothorax d'avoir provoqué l'éveil de ces nouvelles lésions ? Mais ces lésions se sont maintenues dans tous les cas avec un caractère de bénignité qui a permis l'évolution normale de la grossesse, et la naissance d'enfants bien portants. Il serait logique au contraire de se demander ce que sans le pneumothorax seraient devenus d'abord le poumon primitivement malade, puis les lésions apparues au poumon opposé. N'aurait-on pas été fondé à craindre soit l'accouchement prématuré, soit la naissance d'enfants morts ou débiles, soit enfin l'extension rapidement mortelle de la tuberculose ?

Alors même qu'on ne prendrait en considération que les effets palliatifs produits par le pneumothorax, sur l'évolution d'une tuberculose pulmonaire, le seul fait de prolonger de quelques mois la vie de la mère, et surtout de permettre l'accouchement à terme d'enfants vivants bien constitués le classerait parmi les méthodes thérapeutiques les plus dignes d'intérêt.

CONCLUSIONS

1°) Le pneumothorax artificiel en arrêtant ou en
diminuant l'infection bacillaire, et en assurant le
relèvement de l'état général, permet aux femmes
tuberculeuses de mener à terme leur grossesse, alors
que les accouchements prématurés ne sont pas rares
chez les tuberculeuses graves non traitées.

2°) On est logiquement fondé à pratiquer le pneumothorax chez une femme enceinte qui, à l'occasion de
sa grossesse, voit éclater une tuberculose unilatérale
grave.

3°) Malgré le collapsus d'un poumon, l'accouchement se fait de façon normale. On ne note ni dyspnée ni
troubles cardiaques. La première de nos observations
est particulièrement démonstrative à ce sujet, puisque
la malade, le 21 octobre 1921, à 18 heures, recevait
une insufflation, alors que le lendemain 22 octobre,
à deux heures du matin le travail commençait et que
l'accouchement se déroulait sans incident.

4°) Puisque l'accouchement est compatible avec le

collapsus d'un poumon, il n'y a pas lieu de cesser les insufflations à l'approche de l'accouchement.

Il est logique, au contraire, de poursuivre la collapsthérapie en raison de la recrudescence fréquente de la tuberculose au moment du post-partum.

5°) Alors que les enfants des tuberculeuses non traitées, naissent fréquemment avec une vitalité amoindrie, il est remarquable de noter que les enfants de nos malades pneumothoracisées sont nés à terme, et parfaitement constitués. Tous, à l'exception d'un seul, se sont développés normalement jusqu'ici.

Il est prudent de les séparer de leur mère pour éviter la contagion ; au moins tant que la mère aura des crachats virulents.

6°) Si la grossesse, en dépit du pneumothorax, reste une éventualité fâcheuse chez les femmes tuberculeuses, cependant la guérison clinique a pu se maintenir depuis plusieurs années chez quelques-unes de nos malades.

7°) En tous cas, en mettant la mère à l'abri d'un danger immédiat, le pneumothorax permet, dans la grande majorité des cas, de sauver l'enfant.

BIBLIOGRAPHIE

Arloing (F.). — Remarques sur les applications du pneumothorax artificiel au traitement de la tuberculose pulmonaire (*Lyon médical*, 1918, n° 1, p. 36).

Bar. — Congrès de Rome, 1913.

Bar et Brindeau. — Traité d'obstétrique.

Bernard (Léon). — Grossesse et tuberculose (*Presse médicale*, 16 novembre 1921).

Bernard (L.) et Baron. — Résultat éloigné du pneumothorax artificiel (Communication à la *Société médicale des Hôpitaux de Paris*, 5 mars 1920).

Dumarest et Murard (C.). — La pratique du pneumothorax artificiel thérapeutique (Masson et Cie, Paris).

Forlanini. — Gazetta degli ospérali, août à novembre 1882.
— — Communication au XIe Congrès de Médecine de Rome, mars 1894.

Gendron et Moisnard. — Gazette médicale de Nantes (avril 1922).

Hervé. — Grossesse et pneumothorax (*Gazette médicale du Centre*, 15 février 1921).

Küss (G.). — La technique et les résultats immédiats du pneumo-artificiel dans les formes avancées unilatérales de tuberculose pulmonaire (*Bulletin de la Société médicale des Hôpi-taux*, 22 juillet 1910).

Nobécourt (P.) et Paraf (Jean). — L'anergie tuberculinique au cours de la grossesse (*Société médicale des Hôpitaux de Paris*, Séance du 28 novembre 1919).

Péraud. — Contribution à l'étude des rapports réciproques de la tuberculose et de la puerpéralité (*Thèse de Paris*, 1919-1920, Arnette, éditeur).

Piéry. — Le traitement de la tuberculose pulmonaire par le pneumothorax artificiel : statistiques et résultats (*Lyon médical*, 1912, n° 10).

Rist (E.). — Tuberculose pulmonaire et gravidité (*Revue de la tuberculose*, 1921, p. 244).

— — Tuberculose pulmonaire, pneumo-artificiel et gravidité (*Bull. de la Société médicale des Hôpitaux de Paris*, p. 1455).

— — Tuberculose et puerpéralité (*Presse méd.*, 26 mars 1921).

Sarpurin. — A propos du mariage des tuberculeux (*Journal des Praticiens* (6 septembre 1918, n° 36).

Sergent. — Presse médicale du 5 juillet 1913.

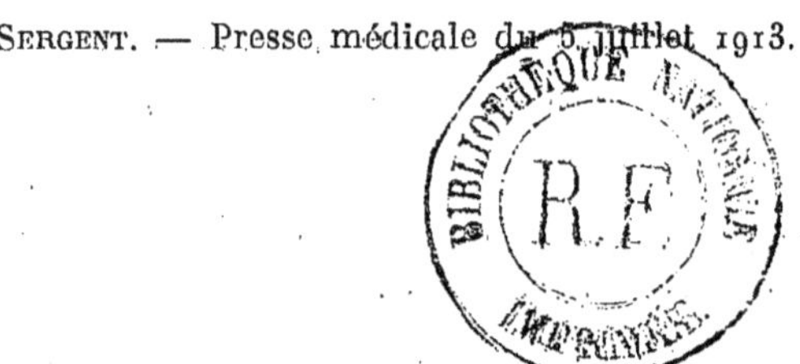